Pflegerische Maßnahmen in der Akuttherapie des Schlaganfalls. Fokus auf die intravenöse Thrombolyse

Bibliografische Information der Deutschen Nationalbibliothek:

Die Deutsche Nationalbibliothek verzeichnet diese Publikation in der Deutschen Nationalbibliografie; detaillierte bibliografische Daten sind im Internet über http://dnb.d-nb.de abrufbar.

ISBN: 9783963567162
Dieses Buch ist auch als E-Book erhältlich.

© GRIN Publishing GmbH
Trappentreustraße 1
80339 München

Druck und Bindung: Books on Demand GmbH, Norderstedt Germany
Gedruckt auf säurefreiem Papier aus verantwortungsvollen Quellen

Das Buch bei GRIN: https://www.grin.com/document/1450260

Darstellung einer Anleitungssituation zum Thema „Pflegerische Maßnahmen in Akuttherapie des Hirninfarkt" für eine/n Auszubildende/n im dritten Ausbildungsdrittel

Abschlussarbeit in Rahmen der Weiterbildung zum Praxisanleiter

Inhaltverzeichnis

1.Einführung

Mit weltweit mehr als 15 Milionen Betroffenen pro Jahr stellt der Schlaganfall im besten Wortsinn eine Volkskrankheit dar. Neben großem Leid und Belastungen für Patienten und deren Angehörige führt das Krankheitsbild Schlaganfall zu einer großen Herausforderung für alle medizinischen Berufsgruppen, die bei Diagnostik und Therapie involviert sind, und nicht zulezt aufgrund der häufig folgenden Pflegebedürftigkeit für das Gesundheitssystem selbst. Die Schlaganfallmedizin entiwckelte sich in den letzten 20 bis 30 Jahren eindrücklich weiter. An wesentlichen Neuerungen sind dabei beispielsweise das Stroke-Unit-Konzept, die intravenöse Thrombolyse, neue sekundärpräventive Therapieoptionen sowie weiterentwickelte Rehabilitationskonzepte zu nennen. Weltweit gesehen tritt alle 2 sekunden ein Schlaganfall auf. Jährlich sind etwa 17. Mio. Personen betroffen, wobei es sich in etwa 25% der Fälle um Rezidivereignisse handelt. Gleichzeitig ist der Schlaganfall in industrialisieren Ländern die dritthäufigste Todesursache und Hauptursache persistierender Behinderung im Erwachsenenalter. Das Lebenszeitrisiko, einen Schlaganfall zu bekommen, beträgt bei Männern 25% und bei Frauen 20%.

Wirft man einen Blick auf die epidemiologischen Maßzahlen in Deutschland, finden sich knapp 200.000 erstmalige und 70.000 wiederholte Schlaganfälle pro Jahr sowie 63.000 schlaganfallbedingte Todesfälle .(Kraft P, Köhrmann M, 2020 Seite 3).

Die Schlaganfallpatienten werden mehrmals täglich in der Zentrale Notaufnahme in SRH Karlsbad eingeliefert. Wir behandeln im Jahr mehr als 500 Schlaganfallpatienten und sind als Überregionale Stroke-Unit zertifiziert. Autor hat sich für dieses Thema entschieden, weil das eine Komplexe aufforderung für Pflegepersonal ist und Behandlund die Notfallpatienten durch ein erfahrenes und traniertes Team verbessert die Überlebenschance der Patienten. Das Hauptmerkmal liegt auf den pflegerischen Maßnahmen in der Akuttherapie des Hirninfarktes mit dem Fokus auf die intravenöse Thrombolyse. Die intravenöse Thrombolyse ist bislang die einzig zugelassene Pharmakotherapie für den ischämischen Schlaganfall.

2. Fachanalyse – Schlaganfall

Grundsätzlich unterscheiden wir zwischen hämorrhagischen (Hirnblutung) und ischämischen Schlaganfällen (Hirninfarkt), wobei ischämische Schlaganfälle den Großteil (ca.80 %) aller Schlaganfälle ausmachen. (Kraft P, Köhrmann M, 2020 Seite).

Wenn ein Verdacht auf einen Schlaganfall besteht, ist dies als lebensbedrohlicher Notfall anzusehen. Daher ist es besonders wichtig, einen Schlaganfall schnell zu erkennen. Eine Unterscheidung zwischen ICB und ischämischem Schlaganfall ist anhand der Klinik nicht möglich. Typisch sind akut einsetzende fokale neurologische Ausfälle, meist bei körperlicher Aktivität. Die neurologischen Defizite sind abhängig von der Blutungslokalisation und der Größe des Hämatoms. Eine klinische Verschlechterung innerhalb von 24h ist häufig (Kraft P, Köhrmann M, 2020 Seite 187)

Die häufigsten Symptome einen Hirninfarkt sind: Sehstörung, Sprachstörung, Lähmung, Taubheitsgefühl, Schwindel mit Gangunsicherheit, Kopfschmerz.

Die häufigsten Symptome eine Hirnblutung sind:

Bewusstlosigkeit, Erbrechen, Übelkeit, Schwindel (bei Subduralblutung), Nackensteifigkeit (bei Subarachnoidalblutung). Hirnblutungen können mit einem Schlaganfall einhergehen, weswegen die typischen Symptome eines Schlaganfalls auch auf eine Hirnblutung hinweisen können

2.1 Ischämischer Schlaganfall

Ischämischer Schlaganfall (Bild 1.0) bezeichnet einen Hirninfarkt, der durch eine Mangeldurchblutung bzw. eine komplette Unterbrechung der Durchblutung des Gehirns entstanden ist. Ein Gefäsverschluss einer hirnversorgenden Arterie stellt eine Grundvoraussetzung für das Auftreten eines ischämischen Schlaganfalls dar.Hirninfarkte (ca. 80 % aller Schlaganfälle) entstehen überwiegend durch arterielle Thrombosen oder durch embolische Verschlüsse von Hirnarterien, zumeist im vorderen Stromgebiet der A. cerebri media und anterior . Hirnstamm- und Kleinhirninfarkte sind seltener, können aber zu erheblichen Beeinträchtigungen führen. (Kraft P, Köhrmann M, 2020 Seite).

Der auf die mangelnde Durchblutung folgende Gewebeschaden im Gehirn tritt beim ischämischen Schlaganfall schon innerhalb weniger Minuten ein. Dies ergibt sich aus der Tatsache, dass Neurone einen hohen Energiebedarf aufweisen, zugleich aber nicht über ausreichende Energiespeicher verfügen. (Adams L, 2020 Seite 6.)

2.2 Hämorrhagischer Schlaganfall

Als Hirnblutung oder besser intrakranielle Blutung bezeichnet man eine venöse oder arterielle Blutung innerhalb des Schädels. (Kraft P, Köhrmann M, 2020)

Eine Hirnblutung (Bild 2.0) kann auftreten, wenn die Blutgefäße im Gehirn eine schwache Wandstruktur haben, Gefäßmissbildungen vorliegen oder die Gefäße unter außergewöhnlich hohem Druck stehen, wie z.B. bei hohen Blutdruckwerten.Dann kommt es zum Platzen des Gefäßes oder zu einem Einriss der Gefäßwand mit der Folge, dass das Blut aus dem Gefäß austritt. Das austretende Blut wühlt sich in das Hirngewebe und verdrängt dieses. Dadurch kommt es zur Schädigung von Nervenzellen. (schlaganfall-behandlung.de)

2.3 Diagnostik

Mit dem Fast Test möglich ist wichtige und typische Schlaganfallsymptome im Notfall schnell erkennen .Die Buchstaben stehen für „ Face,Arms,Speech und Time" (Gesicht,Arme,Sprache und Zeit).Bei dem Verdacht, dass eine Person einen Schlaganfall erlitten hat, kann man anhand folgender drei Übungen schnell und verlässlich einen Schlaganfall erkennen. Wenn der Betroffene mit einer Aufgabe Probleme hat, besteht der Verdacht auf einen Schlaganfall. In der prähospitalen Phase muss die Anamnese so gut wie möglich erfasst werden. Eigen- oder fremdanamnestisch sollen der Symptombeginn, Vorerkrankungen und Medikamente bestmöglich erfragt werden.

2.3.1 Bilddarstellung des Gehirns

Die wichtigste Differenzialdiagnose beim akuten ischämischen Schlaganfall und hämorrhagischen Schlaganfall, lässt sich zuverlässig mittels nativem CT und MRT nachweisen. Je nach Art der intrakraniellen Blutung ist eine weitere Darstellung der intrakraniellen Gefäße mittels CT-Angiografie oder digitaler Subtraktionsangiografie notwendig . (Kraft P, Köhrmann M, 2020 Seite 3)

2.3.1.1 CT – Computertomographie

Die Computertomographie ist eine Röntgenmethode, bei der die Röntgenröhre um den zu untersuchenden Menschen herum rotiert.Mit einer CT des Kopfes kann der Arzt in der Akutphase des Schlaganfalls unterscheiden, ob der Schlaganfall durch eine Blutung oder durch einen Gefäßverschluss (Ischämie) hervorgerufen wird. Sie ist aufgrund ihrer breiten Verfügbarkeit Standard in der Akutdiagnostik. Die einfache native CT beim akuten Schlaganfall wird heute in vielen Krankenhäusern durch eine Gefäßdarstellung mit CT (CT-Angiographie) und eine Durchblutungsmessung (CT-Perfusion) ergänzt. Hierdurch sind weitere Aussagen darüber möglich, welches Blutgefäß verschlossen ist und in welchem Ausmaß das Gehirngewebe von der Minderdurchblutung betroffen ist.

2.3.1.2 MRT - Magnetresonanztomografie

Bei der Kernspintomografie, auch Magnetresonanztomografie (MRT) oder NMR (engl.: Nuclear Magnetic Resonance) genannt, werden ebenfalls Schichtaufnahmen des Kopfes angefertigt, jedoch ohne ionisierende Strahlung.

Im Kernspintomografen befindet sich ein sehr starkes Magnetfeld, welches die normalerweise ungeordnet vorliegenden Wasserstoffatome des Körpers in eine bestimmte Richtung lenkt. Mithilfe von Radiowellen können die Wasserstoffatome aus ihrer erzwungenen Position ausgelenkt werden. Beim Ausschalten der Radiowellen springen die Atome zurück in die vom Magnetfeld vorgegebene Richtung. Die dabei ausgesandten Signale der Atome können mit Antennen gemessen werden. Ein Computer berechnet aus diesen Signalen ein Schnittbild durch den Körper. (Lauber, A & Schmalstieg P, 2017 Seite 547)

2.3.2 Laboruntersuchung

In der Akuttherapie des ischämischen Schlaganfalls empfiehlt die Deutsche Gesellschaft für Neurologie die Kontrolle bestimmter Laborparameter, wie von Parametern des Blutbildes, der Gerinnung, des Blutzuckers und der Elektrolyte, um unter anderem ein erhöhtes Blutungsrisiko auszuschließen (DGN Leitlinien Akuttherapie des ischämischen Schlaganfalls). Ein sicherer Ausschluss bestimmter Kriterien würde allerdings ein Abwarten der Ergebnisse des Zentrallabors erfordern, was zu intrahospitalen Zeitverzögerungen führen könnte. Aus diesem Grund wird in der klinischen Praxis meist auf ein Abwarten der Ergebnisse des Zentrallabors verzichtet, so dass die Lysetherapie oftmals eingeleitet wird, bevor die Ergebnisse des Labors vorliegen (Adams L, 2020 Seite 35)

2.5 Therapie

2.5.1 Therapie des ischämischen Schlaganfalls

2.5.1.1 Die Intravenöse Thrombolyse

Die intravenöse Thrombolyse mit rt-PA ist bislang die einzig zugelassene Pharmakotherapie für den ischämischen Schlaganfall. Bei praktisch allen nationalen, europäischen und internationalen Leitlinien wird sie dementsprechend als Erstlinientherapie empfohlen. Die Lysetherapie sollte innerhalb eines Zeitfensters von 4,5 Stunden nach Symptombeginn erfolgen mit einer Dosierung von 0,9 mg/kg, wobei die ersten 10% als Bolus verabreicht werden, während die weiteren 90% anschließend als Infusion über einen Zeitraum von 60 Minuten appliziert werden (Maximaldosis beträgt 90 mg) . In den USA ist die Lysetherapie in einem 3 Stunden Zeitfenster zu gelassen, wobei die aktuellen Leitlinien eine Erweiterung des Zeitfensters auf ebenfalls 4,5 Stunden vorsehen (Powers et al. 2018). Für die Durchführung dieser Therapie gibt es verschiedene Ein- und Ausschlusskriterien. Neben den in der Zulassung für Actilyse festgelegten Ein- und Ausschlusskriterien („on-label") hat sich im klinischen Alltag eine Erweiterung der Behandlungsindikation entwickelt („off- 8 label" Anwendung). Die Ein- und Ausschlusskriterien der Gebrauchsinformation von Alteplase (Actilyseâ) basieren auf der Zulassungsstudie und sind aus diesem Grund im Vergleich zu den Ein- und Ausschlusskriterien der Leitlinien für die Behandlung des akuten ischämischen Schlaganfalls in vielen Bereichen restriktiver. Es handelt sich hierbei teilweise nicht um evidenzbasierte Ausschlusskriterien. Studien konnten belegen, dass der Nutzen der Lysetherapie zeitabhängig ist. Je schneller die Thrombolyse erfolgt, umso größer ist ihr Nutzen für die Patienten. Um das Behandlungsergebnis zu optimieren, sollte jegliche Zeitverzögerung vermieden werden. Die Devise „Zeit ist Gehirn" spielt somit eine nach wie vor bedeutsame Rolle bei der Behandlung des akuten ischämischen Schlaganfalls. Um die Dringlichkeit der zeitnahen Behandlung zu verdeutlichen, wurden von Saver et al. quantitative Schätzungen bezüglich der Geschwindigkeit des neuronalen Verlusts erstellt (Adams, L . 2020)

Da die Autoregulation des zerebralen Blutflusses in Arealen mit sich entwickelnden Infarkten aufgehoben und somit direkt vom systemischen Blutdruck abhängig sein kann, sind Blutdruckabfälle in der Akutphase unbedingt zu vermeiden. Patienten, die eine Lysetherapie erhalten oder antikoaguliert werden, sollten aufgrund der Blutungsgefahr systolische Blutdruckwerte von 160 mmHg nicht überschreiten. Eine Lysetherapie sollte sehr zurückhaltend indiziert werden, wenn der Blutdruck nicht unter diesen Wert gesenkt

| KG [kg] | Dosis [mg] | Actilyse® 0,9 mg/kg kG | |
		Bolus [ml]	Infusion [ml/h]
50	45	4,5	40,5
55	49,5	5,0	44,6
60	54	5,4	48,6
65	58,5	5,9	52,7
70	63	6,3	56,7
75	67,5	6,8	60,8
80	72	7,2	64,8
85	76,5	7,7	68,9
90	81	8,1	72,9
95	85,5	8,6	77,0
100	90	9,0	81,0
>100	90	9,0	81,0

2.5.1.2 Mechanische Thrombektomie

Eine weitere Methode ist die Thrombektomie. Sie wird bei größeren Blutgerinnseln eingesetzt. Ein Neuroradiologe entfernt dabei das Gerinnsel im Gehirn durch einen Katheter, den er in die Leiste der zu behandelnden Person einführt. Das Blutgerinnsel wird dabei durchstoßen und mit einer Art Mini-Käfig abgesaugt. Dieses Verfahren wird in größeren Schlaganfall-Zentren eingesetzt. Die Thrombektomie wird vor allem bei größeren Gerinnseln angewendet, die nicht allein durch Medikamente entfernt werden können. Das Verfahren kommt derzeit für etwa fünf bis zehn Prozent der Schlaganfall-Patienten in Betracht. (Schlaganfall-hilfe.de)

2.5.2 Therapie hämorrhagischer Schlaganfall

Patienten mit ICB sollten auf einer neurologisch-neurochirurgischen Intensivstation oder eine Stroke Unit behandelt werden. Im Vergleich zu einer allgemeinen Intensivstation bzw. Normalstation besteht eine geringere Mortalität.

Die operative Therapie einer Hirnblutung wird kontrovers diskutiert. Der theoretische Hintergrund der Hämatom Evakuation besteht darin, den erhöhten ICP(erhöhter intrazerebraler Druck) zu senken, damit eine Herniation zu verhindern sowie direkte Auswirkungen der Blutung durch den Masseneffekt oder zelluläre Toxizität auf das umgebende Gewebe zu mindern .(Kraft P, Köhrmann M, 2020. Seite 191)

2.5.2.1 Medikamentöse Therapie

Die Senkung des erhöhten Blutdrucks bei Personen mit arterieller Hypertonie ist hochwirksam in der Vorbeugung eines Schlaganfalls. Jede Senkung des systolischen Blutdrucks um 10mmHg und des diastolischen Blutdruck um 5 mmHg reduziert das Risiko eines Schlaganfalls um 41 % (95 % CI: 33%–48 %) und kardiale Ereignisse um 22% (17%–27%). (Thieme.de)

3. Lehrplan

Den Lehrenden und Lehrkräften wird mit dem Landeslehrplan eine Hilfestellung an die Hand gegeben, mit der das eigene Schulcurriculum erarbeitet werden kann. Die zur Verfügung gestellten Inhalte und Handreichungen sollen die notwendigen teaminternen Entwicklungsprozesse unterstützen. Diese Arbeit ist vor Ort zu leisten; weder kann noch soll sie durch den Landeslehrplan vorweggenommen werden. Denn die Intention des Pflegeberufegesetzes kann nur dann mit Leben gefüllt werden. Curriculare Einheit 06: „In Akutsituationen sicher handeln" wird im 2. Lehrjahr im Lernfeld 6.1.5 „Handlungsanlässe" behandelt.

Handlungsanlässe:

1./2. Ausbildungsdrittel • Notfall, u. a. Herz-Kreislauf-Versagen, Herzinfarkt, Lungenembolie, Schlaganfall, akute Atemnot, Vergiftung.

(Landeslehrplan für die Berufsfachschule, ls-bw.de)

3.1 Bedingungsanalyse

Die Bedingungsanalyse darstellt den ganzen Aufbau einer geplanten Anleitungssituation. In der Bedingungsanalyse wird analysiert, welche Bedingungen bereits gegeben sind und welche Bedingungen notwendig sind, damit ein Unterricht gelingen kann . In der Bedingungsanalyse muss ganz klar stehen, welche organisatorischen Strukturen sind zu schaffen , damit Praxisanleitung erfolgen kann. Und auch welche räumlichen Bedingungen sind vorhanden und welche Ausstattungen sind für angemessen Lernbedingungen erforderlich (Solis, T. 2022)

3.1.1 Information zum Praxisanleiter

Der Praxisanleiter (Herr Zelic) arbeitet seit dem 01.04.2019 in einer interdisziplinäre Zentrale Notaufnahme in SRH Klinikum Karlsbad Langensteinbach. Er ist 27 Jahre alt, und hat im Jahr 2017 seine Anerkennung zum Gesundheits- und Krankenpfleger in Deutschland absolviert. Seit April 2017 bis April 2019 hat er als examinierter Gesundheit und Krankenpfleger auf einer Neurologischem Frührehabilitation Station gearbeitet. Seit dem 01.04.2019 arbeitet er in einer zentralen Notaufnahme in SRH Klinikum Karlsbad Langensteinbach. Er arbeitet in einem interdisziplinären Team (Team aus mehreren Berufsgruppen) bestehend aus Ärzten, Krankenpflegern, Medizinische Fachangestellte sowie Auszubildenden. Der Praxisanleiter konnte im Bereich Praxisanleitung bereits Erfahrungen machen, und gab sein Fachwissen an Schüler weiter. Er konnte zum Teil auch von deren Fachwissen profitieren. Dieses erfolgte jedoch meistens situativ und nicht unter erlerntem Fachwissen im Bereich des Praxisanleiter Kurses. Der Autor hat ein gutes und vor allem wertschätzendes Verhältnis zum Auszubildenden. Aufgrund dessen, dass der Autor bis vor 4 Jahren selbst noch Anerkennungspraktikant war und im Bereich Praxisanleiter vermehrt manchmal schlechte Erfahrungen sammeln konnte, entschloss er sich die Schüler seines Bereiches künftig besser anzuleiten wollen; hierdurch entstand eine hohe intrinsische Motivation zur Weiterbildung.

3.1.2 Information zum Schüler

Der Schuler Herr M. ist 25 Jahre alt. Vor seiner Ausbildung zum Pflegefachmann begann er im SRH Klinikum Karlsbad Langensteinbach ein FSJ (Freiwilliges Soziales Jahr) im Klinischen Bereich. Er befindet sich jetzt im 2. Ausbildungsjahr.Er hat gute Ausbildungsleistung in der Schule, und hat Fachkenntnisse. In der Schule wurden sie bereits unterrichtet über dem Schlaganfall.

3.1.3 Information zur Arbeitssituation

Das SRH Klinikum in Karlsbad ist ein Akut- und Fachkrankenhaus südöstlich von Karlsruhe am Fuße des Nord-Schwarzwaldes gelegen. Es befindet sich im Ortsteil Langensteinbach der Gemeinde Karlsbad. Im Jahr werden dort etwa 34.000 Patienten behandelt, davon ca. 20.000 ambulant. Die Einrichtung beschäftigt rund 1.000 Mitarbeiter. Ein wichtiger medizinischer Schwerpunkt liegt auf der Behandlung von komplexen Wirbelsäulenerkrankungen und Deformitäten der Wirbelsäule, wie Skoliosen oder Kyphosen. Weitere medizinische Schwerpunkte sind neurologische, gefäßmedizinische und psychische Erkrankungen. (Wikipedia)

Das Klinikum verwaltet eine eigene Pflegeschule.

Zentrale Notaufnahme (Anleitungsort) in Langensteinbach ist das Bindeglied zwischen Notfall und stationärer Versorgung, zwischen Rettungsdienst und Klinik. Die Liegendeinfahrt der Rettungsdienste, der Hubschrauberlandeplatz, die diagnostische Bildgebung, Schockraum und OP sind über kurze Wege miteinander verbunden, um Patienten schnellstmöglich die beste medizinische Versorgung zu ermöglichen. (SRH kkl.de). ZNA in KKL bietet Ihnen eine exzellente medizinische Erstversorgung in folgenden Abteilungen: Neurologie, Innere Medizin, Orthopädie, Psychiatrie und Gefäßchirurgie.

4. Lernergebnisse

Der Praxisanleiter hat sich im Vorfeld über die Durchführung der Anleitung mit dem Schüler Herrn M. zusammengesetzt, um die Lernergebnisse der Anleitung festzulegen.

Damit Lernergebnisse möglichst konkret formuliert sind, müssen drei Bedingungen erfüllt sein:

1. Beobachtare Verhaltensweisen

2. Bedingungen

3. Bewertungsmaßstab

4.1. Dimensionierung

Es bestehen drei Dimensionen von Lernergebnissen. Im Gespräch mit Herrn M. wurden folgenden Lernergebnisse gemeinsam vereinbart.

4.1.1 Kognitiver Lernergebnisse

Schüler benennt selbstständig alle wichtigen Symptome eines ischämischen Schlaganfalls. (1 Tag)

Schüler ist in eine Woche in der Lage, ohne Hilfsmittel geplante Pflegemaßnahmen fachlich nachvollziehbar zu begründen.

Schüler ist in der Lage zum nächsten Tag, 5 Komplikationen nach einer „Thrombolyse" zu benennen und begründet mindestens 2 Ursachen für Komplikationen.

4.1.2 Affektive Lernergebnisse

Schüler zeigt Verständnis für depressive Episode, die als Folge eines Schlaganfalls auftreten.

Schüler soll die Einschränkungen der Lebensumstände der Schlaganfall Patienten nachzuvollziehen.

4.1.3 Psychomotorische Lernergebnisse

Schüler schreibt selbständig ein 12-Kanal-EKG (1 Tag)

Schüler ist in der Lage in den nächsten 30 Minuten alle notwendigen Materialien zusammen zu richten, um eine I.V Zugang zu liegen.

5. Methode

Die Methode sagt grundsätzlich etwas darüber aus, wie jemand etwas erlernen soll. Und das betrifft auch die Methoden der Praxisausbildung in der Pflege. Das heißt , der Praxisanleiter soll erst wissen welche Methode er benutzen möchte um eine erfolgte. Herr Zelic hat sich für die Methode „Anleiterdemonstration mit Assistenz des Schüllers" entschieden. Da hat der Schüler nicht nur angeschaut was der Praxisanleiter durchführt, sondern hat er aktiv mit ihm an Versorgung der Patientin teilgenommen. Lernen ist nicht von Handeln zu trennen. Nur wer beständig Gelerntes wiederholt, schafft auch ein Verständnis dafür. Dabei gewinnt er zunehmend an Sicherheit und Selbstvertrauen.

Grundsätzlich muss auch vorher überlegt werden, inwieweit der Auszubildende seinem Ausbildungsstand entsprechend beteiligt werden kann und soll. Je mehr er aktiv planend und handelnd tätig wird, umso mehr wird er zum Weiterlernen motiviert sein, umso eindrücklicher wird das Gelernte in seinem Gedächtnis haften bleiben. Wichtig ist eine vorausgehende klare Absprache der Rollenverteilung: Wer übernimmt was?

Zu prüfen ist daher im Einzelfall:

- Was weiß und kann der Auszubildende schon?
- Was kann er allein oder mit dem Anleiter vorbereiten?
- Was kann er allein oder unter Aufsicht durchführen?
  (Denzel S, Praxisanleiter, Seite 132)

Unsere Schüller befindet sich im 2. Ausbildungsjahr. Er konnte allein schon viel (Wie z. b die Patientin an Monitorüberwachung anschließen, Sauerstoffnasenbrille anlegen, MRSA Screening, Ein COVID 19 Schnelltest, Stationsakte richten usw.)

Alles was spezifisch zum Schlaganfall war, musste es Herr Z übernemmen.

Bevor der Praxisanleiter eine Anleitungssituation durchführt, soll er sich selbst bereit machen. In diesem Fall, soll er erst alle Fachwissen über „Pflegerische Maßnahmen in Akuttherapie des Hirninfarkt „ haben. Er soll sich informieren auch über den neuen Zustand von Fachwissen.

Außerdem soll der Praxisanleiter seine Praxisanleitungsituation bereit machen. In die Notaufnahme ist es unbekannt wann der nächste Patient mit einer Schlaganfallsymptomatik eingewiesen wird. Für die Anleitungssituation, soll der Schüler sich selbst vorbereiten . Er soll schon Gedanken machen über mögliche Therapiemöglichkeiten. Die Lernaufgabe was der Praxisanleiterin ihm gegeben hat, fertig machen. Er soll auch Körperlich bereit sein, um was neues zu lernen und auch Motivation haben, Interesse zeigen. Der Schüler sollte auch schon wissen wann diese Anleitungssituation durchgeführt wird, damit sie an diesen Zeit freigestellt ist, aber Herr Z. hat mit dem Schüler im Vorgespräch geschlossen, dass wenn ein Schlaganfallpatient kommt wenn die zwei Dienst zusammen haben, sie werden Ihn zusammen pflegerisch versorgen

6. Dürchführung der Anleitung

Eine 68-Jährige Frau P. wurde vom Rettungsdienst gegen 9 Uhr in die Zentrale Notaufnahme in SRH Klinikum Karlsbad Langensteinbach eingewiesen. Sie hat vor ca. 1 Stunde nach dem Aufwachen eine Schwäche des rechten Armes und Beines bemerkt. Am Tag zuvor sei sie gegen 22 Uhr ohne Beschwerden ins Bett gegangen. Während der Erstaufnahme der Patientin befragt der Neurologe zum ersten Auftreten der Symptome und bestehenden Vorerkankungen. Bei der Untersuchung hat der Arzt bemmerkt dass bei Patientin auch eine leichte Aphasie besteht. Als erste apparative Untersuchung des Gehirns schließt sich umgehend eine Computertomographie an (CT). Damit wird die zunächst wichtigste Frage beantwortet, nämlich ob es zu einer Blutung oder zu einem Hirninfarkt in einer Hirnregion gekommen ist. Herr Z. hat mithilfe vom Herr M. und Rettungssanittäter die Patientin in Schockraum auf eine fahrbare Liege transferiert. Herr M. hat die Patientin an Monitorüberwachung angeschlossen. Parallel hat der Herr Z. eine venöse Zugang angelegt und das benötigte Blut abgenommen. In der nativen CT-Bildgebung zeigt sich ein linksfrontaler Defekt mit frischen Infarktfrühzeichen. Nach Auschluss von Kontraindikationen, erfolgt eine Behandlung mittels Intravenöse Thrombolyse. Die Patientin wiegt 70 Kg, was heißt, dass Sie eine Gesamtedosis von 63 mg Actilyse bekommen hat, wobei 10% der Gesamtdosis als Bolus und der Rest anschließend als 60-minütige Infusion gegeben wurde. Patientin musste während der Infusiongabe in die 30°-Oberkörperlagerung gebracht werden, um den Druck auf das Gehirn zu verhindern. Dabei wurde der Kopf in Mittelstellung gehalten, d. h. nicht gebeugt, gedreht oder überstreckt, da sonst der venöse Abfluss behindert werden kann. Eine Hypoxie und eine Hyperkapnie den Hirndruck musste unbedigt vermeiden werden, daswegen erhält die Frau P. 3 l Sauerstoff pro Minute über eine Nasenbrille. Danach hat Herr Z einen Ruhe EKG geschrieben. Beim ruhe EKG lag die Patientin mit entkleidetem Oberkörper ganz ruhig auf dem Rücken. Die Bewegung, Sprechen, Husten oder Zittern könnten das Befund verfälschen. Die Messung dauerte bis höchstens fünf Minuten. Die Unsicherheitsgefühle und Ängste machen die Situation für die Patientin völlig neu und bedrohlich. Zusätzlich sind ihre kognitive Fähigkeiten, Konzentration und Denkfähigkeit etwas in Mitleidenschaft gezogen. Deshalb sollte jede Hektik vermeiden werden. Der Glukosespiegel wurde regelmäßig kontrolliert, denn eine Hyperglykämie den Infarkt größer macht und bringt eine schlechtere Prognose. Bei der Frau P war der Blutzuckerwert bei 121 mg/dl. Auch die Körpertemperatur sollte im Normalbereich liegen und sollte regelmäßig kontrolliert werden. Fieber hebt den Sauerstoffbedarf der Zellen an, was sich in den noch zu rettenden Randgebieten des Infarktes nachteilig auswirken kann. Bei unserer Patientin war die Körpertemperatur bei 36.9. Patientin musste während der Therapiedauer von Herr Zellc überwacht werden mit dem Ziel, dass alle Nebenwirkungen vermeiden werden. Die häufigsten Nebenwirkungen von rtPA(Actilyse) sind im allgemeinen Blutungen. Die größte Gefahr ist darunter die Einblutung ins Gehirn. Aber auch ältere Wunden können wieder zu Bluten beginnen und Hämatome entstehen. Auch Zahnfleisch oder Harnblase können getroffen sein. Deswegen war es sehr wichtig, dass eine Pflegekraft oder Arzt während der Lysetherapie im Patientenzimmer dauerhaft war. Erhöhter Blutdruck kann auch eine ungewünschte Blutung verursachen. Deswegen wurde der Blutdruck jede 5 bis 10 Minuten gemessen. Am Anfang der Lysetherapie waren die systolische Blutdruckerte meist bei 180-200 mmHg. Von ärztlicher Seite wurde 5mg Ebrantil i.v angeorndnet und verabreicht. Nach der Ebrantil Gabe hat sich der Blutdruckwert bei 150 mmHg systolisch gesenkt. Wenn sich die Patientin plötzlich neurologisch verschlechtert, muss eine Bildgebung des Kopfes erfolgen und die Therapie gegeben falls pausiert werden. Frau P. hat kein Anzeichnen von Komplikationen aufgezeigt. Herr Z hat der

Patientin einen Blasendauerkatheter angelegt, weil eine Harninkontinenz häufig nach einem Schlaganfall auftreten kann. In der Frühphase besteht die Gefahr, dass die Blase durch Harnverhalt überdehnt wird. Dieser Harnverhalt kann sich zu einer Dranginkontinenz entwickeln . Vor der stationären Aufnahme auf Stroke Unit oder Intensivstation sollen alle Patienten auf MRSA gescreent werden. Wegen aktuele Pandemie Situtation bei alle Patienten die stationär in Krankenhaus bleiben, muss einen COVID-19 Schnelltest gemacht werden. Bei Frau P wurde auch einen Test gemacht und der war negativ. Persönliche Eindruck des Herr Z ist, dass das Sprechen etwas besser geworden ist, sowie die Schwäche des rechten Beines. Nach der Akuttherapie des Schlaganfalls wurde die Patientin auf Schlaganfallstation verlegt. Auf diesem Schlaganfallstation wurde Patientin intensiv überwacht. In den ersten drei Tagen nach dem Schlaganfall ist die große Gefahr einer Verschlechterung.

7. Bewertung nach Kompetenzen

Der Begrif „Kompetenz" stammt aus der lateinischen Sprache und wird im Allgemeinem mit „Befähigung", „Vermögen, etwas zu tun" oder auch „Zuständigkeit" und „Befugnis" übersetzt. Berufliche Handlungsfähigkeit in der Pflege verlangt von Pflegepersonen neben Fach- und Methodenkompetenz auch Kompetenzen im sozialen und personalen Bereich, die zusammen das Rüstzeug für den beruflichen Alltag darstellen und so einerseits pflegebedürftigen Menschen eine qualitativ hochwertige Pflege garantieren, anderseits auch ein wesentliches Element der Zufriedenheit von Pflegepersonen im Beruf darstellen. (Lauber, A 2017. Seite 69)

Eine Woche nach der Anleitungssituation wurde die Reflektion besprochen. Es wurde selbstreflexion geübt und klar angesprochen, in welchen Teil es Verbesserungsmöglichkeit gibt und wie der weitere Verlauf gestaltet wird. Die Bewertung wird nach Kompetenz bewertet.

Bei Notfallversorgung eines Schlaganfallpatienten darf der Schüler nicht direkt nachmachen, weil es um eine Notfallsituation geht, und jede Sekunde zählt. Der Schüler kann erst seine Arbeitsablauf erläutern und dann beim nächsten Mal unter Aufsicht von dem Praxisanleiter vormachen. Bei Fehler muss der Praxisanleiter unverzüglich eingreifen.

7.1 Fachkompetenz

Wer Fachkompetenz besitzt, kann Aufgaben und Probleme auf der Grundlage fachlichen Wissens und Könnens eigenständig lösen und das Ergebnis beurteilen. (Thieme Gruppe, I care Pflege 2020)

Schüler hat in einer Woche selbstständig alle wichtigen Symptome eines ischämischen Schlaganfalls benannt und damit Wissen über Fachgebiet gezeigt. Eine intrinsische Motivation hat er auch gezeigt, weil er besondere Neugier auf diesem Thema hatte. Schüler ist in einem Monat in der Lage, ohne Hilfsmittel geplante Pflegemaßnahmen fachlich nachvollziehbar zu begründen. Schüller war auch in der Lage zum nächsten Tag, 3 Komplikationen nach einer „Thrombolyse" zu benennen und hat auch eine Ursache für Komplikationen begründet.

Herr M hat seine Ruhe bewahrt und hat immer fachlich richtig auf Anforderungen reagiert. Ebenfalls hat er jederzeit hohe Eigeninitiative gezeigt.

Er hat sich immer an die hygienischen Grundsätze der Patientenversorgung gehalten. Pflegerische Tätigkeiten wurden erlernt und durchgeführt. Das Monitoring eines Notfallpatienten, sowie das Schreibens eines EKGs nach Einthoven, hat er mit Hilfe des Praxisanleiters durchgenommen und erlernt. Der Schüler hat die Einführung in Abstrichmanagment bekommen. Stationäre Akte wurden von Seiten des Schüllers fachlich richtig gerichtet und ausgefüllt.

7.2 Personale Kompetenz:

Wer personale Kompetenz besitzt, kann die Anforderungen und Chancen in Familie, Beruf und öffentlichem Leben erfassen und beurteilen. Personale Kompetenz umfasst Eigenschaften wie Selbstständigkeit, Kritikfähigkeit, Selbstvertrauen, Zuverlässigkeit, Verantwortung. (Thieme Gruppe, I care Pflege 2020) Von Anfang an war es schon klar, dass der Schüler nicht in der Lage ist, einen Schlaganfallpatient alleine zu versorgen und rechtlich darf er das nicht. Er hat immer auf ganz klare Anforderung vom Herr Z gewartet, und wenn ihm etwas unklar war, hat er noch einmal nachgefragt.

7.3 Sozialkompetenz

Wer Sozialkompetenz besitzt, kann soziale Beziehungen leben und gestalten. Er erfasst und versteht Zuwendungen und Spannungen und kann sich mit anderen rational und verantwortungsbewusst verständigen.(Thieme Gruppe, I care Pflege 2020). Eine Depression kann negativ auf die Heilung nach einem Apoplex auswirken . Es ist notwendig, professionelle Beratung in Anspruch zu nehmen. Schüler hat Verständnis für eine depressive Episode gezeigt, die als Folge eines Schlaganfalls auftreten können sowie die Lebenseinschränkungen des Patienten. Die Ängste von Frau P wurden von dem Schüler ernst genommen und er handelte im Rahmen seiner Möglichkeiten um sie zu lindern.

Da der Anleiter unmöglich alle Lernsituationen des Auszubildenden langfristig allein begleiten kann, werden mit zunehmender Praxiserfahrung des Auszubildenden immer mehr die anderen Mitarbeiter als Co-Anleiter für den Lernprozess wichtig. „Lernen beim Begleiten" wird zum „begleiteten Lernen". Der Anleiter wird den Auszubildenden mehr und mehr in den Aufgabenbereich des gesamten Teams integrieren, um sich selbst schrittweise zurücknehmen zu können. Damit wächst der Auszubildende stetig in die Rolle eines neuen Mitarbeiters hinein. Mit fortschreitender Ausbildung und wachsenden Kenntnissen werden seine Aufgaben immer komplexer, er entwickelt sich zunehmend zur Hilfe fürdas ganze Team. Alle Beteiligten müssen jedoch immer wieder darauf achten, dass die Anleitung in der Betriebsamkeit des Alltags nicht untergeht. Der Auszubildende mit seinem Lernanspruch darf trotz Alltagsstress nicht zu kurz kommen. (Denzel S, Praxisanleiter, Seite 122)

Herr M hat sich in der Zeit seines Einsatzes bei uns sehr schnell in das Team integriert. Er hat mit den Patienten und Angehörigen einen professionellen Umgang gehabt. Bei seiner Tätigkeit auf der Notaufnahme hat er immer die Patienten über die bevorstehenden Maßnahmen adäquat informiert und ist auf die Bedürfnisse der Patienten empathisch eingegangen. In seinen vorherigen Einsatzbereichen konnte Herr M. vor allem Grund,- und Behandlungspflegerische Fertigkeiten erlangen. Bei einer thrombolytischen Schlaganfall Therapie schaute er bereits mehrfach zu, jedoch durfte er dies bisher noch nicht selbstständig durchführen. Theoretische Kenntnisse zum Thema „Schlaganfall und Therapiemöglichkeiten" wurden bereits durch die Schule vermittelt. Aufgrund dessen entschloss sich der Autor mit Herrn M. eine gezielte Anleitung inkl. Vor, -und Nachgespräch durchzuführen.

7.4 Methodekompetenz

Methodenkompetenz , wird als Bestandteile von Fach-, Sozial- und Selbstkompetenz betrachtet. Methodenkompetenz umfasst dabei die „Bereitschaft und Fähigkeit zur zielgerichtetem, planmaßigen vorgehen bei der Bearbeitung von Aufgaben und Problemen (z.b bei der Planung der Arbeitsschritten). (Lauber, A 2017. Seite 76) .

8. Fazit

Pflegerische Versorgung eines Patienten nach einem Schlaganfall lässt uns nicht „Großen Raum für spielen". Deswegen hat sich der Praxisanleiter (Herr Z) für „Anleitungsdemonstration mit Assistenz des Schüllers" entschieden . „Time is brain" bedeutet direkt übersetzt: „Zeit ist Hirn" und damit ist gemeint: Je schneller ein Patient mit einem Schlaganfall behandelt wird, umso größer ist die Wahrscheinlichkeit, dass keine bleibenden Behinderungen auftreten . Die Behandlung die Schlaganfallpatienten durch ein erfahrenes und traniertes Team verbessert die Überlebenschance und das Behandlungsergebnis der Patienten. Sogar neue examinierte Kollegen haben eine Einarbeitungszeit und dürfen nicht gleich am Anfang, einen Schlaganfall Patienten behandeln. Sie müssen auch in Begleitung eines erfahrenen Kollegen mitlaufen bis sie dieses erlernt haben und Sicherheit erlangt haben. Für den Schüller war es eine sehr wichtige Erfahrung so eine komplexe Behandlung mit zu machen. Vor allem zu verstehen, welche Therapiemöglichkeiten und welche Diagnostik es gibt und warum es sehr wichtig ist schnell zu reagiren. Mit einem Einsatz in der Notaufnahme kann der Schüler sich ein Bild machen, wie der Ablauf eines Schlaganfall Patienten von der Aufnahme bis zur Entlassung bzw. Verlegung in einer Reha abläuft.

Literatur

Adams L. Einfluss von Laborparametern auf die Behandlung von zerebralen Ischämien mittels intravenöser Lysetherapie - der Medizinischen Fakultät der UNIVERSITÄT DES SAARLANDES. https://publikationen.sulb.uni-saarland.de/handle/20.500.11880/30838# (2020)

Denzel, S. (2019) Praxisanleiter (4. Auflage)

Georg Thieme Verlag (2020) I care Pflege (2. Auflage)

Kraft, P & Hoffmann, M. (2020). Praxishandbuch Schlaganfall. (1. Auflage).

Lauber, A (2017) Grundlagen beruflicher Pflege (4.Auflage)

Lauber, A & Schmalstieg P (2017) Pflegerische Interventionen (4.Auflage)

Ministerium für Soziales und Integration Ministerium für Kultus, Jugend und Sport Baden-Württemberg (2020) Landeslehrplan für die Berufsfachschule von : http://ls-bw.de/Lde/Startseite/Bildungsplaene/Berufsfachschule+fuer+Pflege

Solis, T (2022) .Bedingungsanalyse | Beispiel & Praxisanleitung Url : https://www.scribbr.de/methodik/bedingungsanalyse/#:~:text=Bedingungen%20der%20Lehrkraft%20analysieren,-Um%20die%20Bedingungen&text=Verh%C3%A4ltnis%20zur%20Klasse,Fach kenntnisse%20und%20Sachkompetenz

SRH Klinikum Karlsbad-Langensteinbach https://www.klinikum-karlsbad.de/

Wikipedia SRH Klinikum Karlsbad Langensteinbach https://de.wikipedia.org/wiki/SRH_Klinikum_Karlsbad-Langensteinbach

Akutversorgung - Schnelles Handeln rettet Lebensqualität https://www.schlaganfall-hilfe.de/de/fuerbetroffene/akutbehandlung/akutversorgung

Gender-Hinweis

Im Interesse der Lesbarkeit haben wir auf geschlechtsbezogene Formulierungen verzichtet. Selbstverständlich sind immer Frauen und Männer gemeint, auch wenn explizit nur eines der Geschlechter angesprochen wird.